NOUVELLE

NOTICE

SUR LES

EAUX D'USSAT

PAR

A. F. VERGÉ,

DOCTEUR MÉDECIN, INSPECTEUR DES EAUX,

MEMBRE DU CONSEIL D'HYGIÈNE DE L'ARRONDISSEMENT DE FOIX.

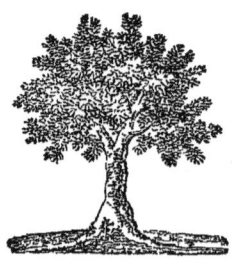

FOIX

IMPRIMERIE ET LIBRAIRIE DE POMIÉS FRÈRES

1856

NOUVELLE NOTICE

SUR LES

EAUX D'USSAT

PAR

A. F. VERGÉ,

MÉDECIN, INSPECTEUR DES EAUX, MEMBRE
DU CONSEIL D'HYGIÈNE DE L'ARRONDISSEMENT
DE FOIX.

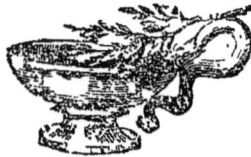

FOIX
IMPRIMERIE ET LIBRAIRIE DE POMIÉS FRÈRES.
1856.

AVANT-PROPOS.

On n'avait pas donné un coup de pioche, pour des travaux de recherches et d'amélioration des Eaux d'Ussat, qu'un Monsieur, qui, par ses connaissances et sa position sociale, connaissait parfaitement l'état précaire de l'Etablissement, dit : « les Naïades d'Ussat sont des Nymphes pudiques, gardez-vous bien de soulever leurs voiles. » Qui aurait pu penser que des paroles aussi spirituelles, aussi poétiques. cachaient une arrière-pensée, n'étaient qu'une opposition naissante aux travaux d'art et d'aménagement qui allaient avoir lieu. Il a fallu beaucoup de temps pour que la vérité se fît jour, et cette opposition systématique n'a cessé que lorsque la réussité des travaux a été un fait accompli pour tout le monde.

On dirait qu'une fatalité poursuit les efforts des hommes qui cherchent à conserver et à améliorer les sources thermales. Presque partout où des travaux ont été faits dans ce but, il s'est trouvé des contradicteurs qui, sans s'inquiéter du préjudice qu'ils portaient, s'estimaient trop heureux de pouvoir satisfaire quelque haine particulière, leur orgueil ou leur ambition déçue.

Plus on a amélioré, plus les résultats ont été favorables, évidents, plus on a trouvé à dire sur l'Etablissement d'Ussat. Ne pouvant pas s'opposer aux travaux qui ont été faits en dehors de leur volonté et agréés par une administration sage et éclairée, ils en nièrent la réussite, ce fut d'abord les effets de la pression hydrostatique sur les Eaux thermales, mais des essais ou des expériences faites par des personnes

dévouées changèrent leur opinion et l'on cessa d'en
parler. L'augmentation de la thermalité étant un fait
trop avéré, je pourrais dire trop matériel, on n'osa
pas l'attaquer; aussi se vengea-t-on sur l'action thérapeutique des Eaux; vaste champ de conjectures que
le temps seul pouvait éclairer, et qui a répondu d'une
manière éclatante à leurs suppositions. Que des bonnes femmes, que certaines personnes pleines de res-
pect pour les choses antiques, que des gens qui se
sont bien trouvés dans le temps des Eaux boueuses
et sales d'Ussat, croient que la propreté et la limpidité ont changé ou détruit la propriété de ses Eaux,
c'est un non sens auquel un homme de science ne doit
et ne peut ajouter foi.

Si nos travaux ont eu leurs détracteurs, nous avons
eu aussi un plus grand nombre de Médecins du premier
mérite, qui leur ont rendu justice; parmi eux je me
plais à signaler, avec satisfaction, le regrettable M.
Viguerie et M. Dieulafoi; ce dernier surtout, par une
notice publiée en 1848 et par un rapport à la Société
de Médecine, de Toulouse, en 1853, apprécie à leur
juste valeur les avantages obtenus et détruit complè-
tement les assertions des malveillants. Je regrette
beaucoup de ne pouvoir passer sous silence une
erreur commise envers les deux personnes qui sont
les vrais auteurs de ces travaux avec M. François,
en donnant à ce dernier, comme collaborateur, M.
le Docteur Fontan, qu'on n'a pas vu à Ussat depuis
1840 ou 1841. Il est vrai que ce Médecin s'occupa,
avec un architecte qui accompagna la commission
scientifique à Ussat, d'un projet de plan de reconstruction, que nous crûmes devoir abandonner, pen-
sant qu'il ne pouvait satisfaire les désirs et les besoins
du Public, ni les intérêts de l'hospice de Pamiers, à
qui appartient l'Etablissement.

ÉTABLISSEMENT THERMAL.

L'Établissement d'Ussat est situé dans le lieu le plus bas d'une vallée étroite, formée par des roches calcaires, arides ou peu boisées, d'un accès très-difficile et très-élevé, qui contrastent beaucoup avec un bas fond frais et rempli de massifs d'arbres d'une belle végétation. Les Eaux sourdent au pied du rocher qui sépare les villages d'Ussat et d'Ornolac, et sous l'escarpement formé de détritus calcaires et d'alluvion. Cette position déclive, la perméabilité du terrain qui le séparait de l'Ariége, ont nui beaucoup à la prospérité de l'ancien Établissement. L'aménagement nouveau des Eaux, la reconstruction des thermes, leur rapprochement des sources ont considérablement amendé cette position précaire, mais qui exigera toujours des soins d'entretien, une grande et sévère surveillance de la part de l'Inspecteur, de l'intelligence, de la ponctualité chez l'homme chargé du service spécial des Eaux.

L'Établissement nouveau n'est pas entièrement conforme au plan dont j'ai parlé dans ma première notice. Il se compose de trente-huit cabinets qui renferment autant de baignoires et d'un pavillon à chaque extrémité des bains. Le premier, qui correspond aux sources les plus chaudes, a reçu depuis peu d'années son entière destination. Il renferme quatre cabinets, dont deux avec baignoires, où sont établis des dou-

★

ches variées , plus , un passage particulier pour aller aux sources , dans lequel est placé le mécanisme particulier pour le service des douches.

Le second pavillon destiné aux piscines est encore à son rudiment et n'offre au public que des murs et une toiture (1).

Pour être conforme au premier plan , l'Etablissement aurait dû contenir cinquante baignoires et un troisième pavillon , qui aurait partagé les baignoires en deux séries de vingt-cinq (2). Ce troisième pavillon a été supprimé pour recevoir de nouvelles baignoires, après avoir reconnu qu'on ne pouvait l'utiliser sans de grands inconvéniens pour sa destination (3). L'Etablissement nouveau , sans être aussi long, offre peut-être plus de régularité ; malgré quelques critiques de détail fort rares , on se plaît généralement à rendre hommage au savoir et au bon goût de son auteur, M. Casimir Durrieu, de Pamiers.

Il est fâcheux que les ressources de l'Hospice de Pamiers ne lui permettent pas de terminer promptement l'Établissement. S'il ne prend pas d'autres moyens on verra , encore pendant longtemps , à côté de travaux frais et de bon gout, des choses passées et usées : qu'on mette les pieds , par exemple, sous le péristyle, l'on y trouve un plafond en ogive et des portes de bains en boiserie qui flattent l'œil; mais si on pénètre dans les cabinets , on en trouve déjà quelques-unes de

---

(1) Depuis que cette Notice a été livrée à l'impression , on s'occupe de travaux d'appropriation.

(2) Jamais je n'ai eu la prétention de croire que l'Eau thermale suffirait pour les 50 baignoires , il aurait fallu nécessairement utiliser pour cela les Eaux temperées.

(3) Il était destiné à un chauffoir , à un salon d'attente et à un cabinet particulier pour l'Inspecteur.

délabrées. Pour moi, je ne considèrerai l'Établissement terminé, que lorsqu'il aura reçu les compléments
qui lui manquent : ainsi, il faudrait d'abord un enduit
qui ne fut pas altéré par le mordant des vapeurs thermales, et qui permit quelques peintures de décor. Il
manque encore dans quelques cabinets une petite
tablette en marbre et une glace ; j'y voudrais plus
d'air et surtout plus de jour, au moyen d'un élégant
lanternon, conforme à celui du n° 29, qui a reçu l'as-
sentiment des Docteurs Bouissou, de Montpellier,
Estévenet, de Toulouse, Dubarry, de Condom, et
de bien d'autres personnes. Le sol du péristyle attend
un dallage ou de l'asphalte, à la place du terrain toujours humide, et la partie nord, pour mesure de sûreté,
la continuation du mur et de la terrasse commencés
depuis longtemps. Il serait nécessaire encore, qu'une
belle grille en fer ceignît l'édifice et complétât la déco-
ration et le mît en outre à l'abri des dégradations mal-
veillantes. Cette grille devrait avoir cinq ouvertures,
deux pour le passage des voitures, trois pour le passage des piétons.

Volume d'Eau, Jaugeage des Sources.

Le volume d'Eau qui sort des sources est si varia-
ble, qu'il me paraît fort difficile d'en obtenir une
appréciation exacte ; même à l'œil, il est très-facile
de reconnaître cette différence, en observant cette
sortie à des époques différentes. Le volume d'Eau qui
sort des sources augmente de beaucoup au printemps,
surtout, celui qui sort des sources tempérées, après les
grandes pluies et la fonte des neiges ; soit que l'Ariége,
par un niveau supérieur à celui des sources, agisse sur

elles par la pression , soit que des sources acciden-
telles, fort communes au pied de nos montagnes, viennent en augmenter la quantité (1) ; plus au contraire
il y a sècheresse et baisse dans les eaux de l'Ariége ,
moins la quantité d'Eau paraît considérable , le volume et le niveau diminuent alors à tel point, qu'elle
ne pourrait suffire aux besoins du service , si une
pression artificielle , par une déviation des eaux
de l'Ariége , ne venait suppléer à celle que cette
rivière opérait au printemps. Qui aurait pu penser
que l'entretien d'une digue , construite pour l'usage
d'un moulin qui a été démoli , devînt un objet de
sollicitude pour l'Inspecteur et un motif de dépense
pour le propriétaire ?

Les personnes qui ont connu le vieil Ussat, doivent
se souvenir que pour donner aux baigneurs une hauteur d'eau suffisante pour recouvrir leur corps, on
était obligé de creuser le sol des baignoires, de suivre,
en quelque manière , l'Eau thermale dans sa baisse ,
dans sa fuite. Nos baignoires hermétiques ne permet-
traient plus aujourd'hui cette ressource extrême ; grâce
aux moyens artificiels usités , nous avons su nous en
dispenser, et depuis dix ans que l'Etablissement fonc-
tionne , l'Eau ne nous a jamais manqué , la régularité des températures assurée par le passage de l'Eau
dans les baignoires et par le jeu du trop plein.

La connaissance du volume d'Eau ne pouvant
avoir pour but que de fixer sur les ressources que peut
offrir un Etablissement, il me suffira de les signaler ,

(1) On peut , chaque printemps , observer deux ou trois de ces sources au pied de la montagne qui sépare Tarascon du village d'Ussat.

pour juger celles qu'offre le nôtre. Les Eaux d'Ussat ne sont jamais mises en réserve, elles coulent nuit et jour, sauf au moment de la vidange des baignoires, et pendant les dix minutes que le règlement donne aux baigneurs pour s'habiller ; on pourrait donc se baigner pendant les vingt-quatre heures de la journée. L'affluence des baigneurs est loin encore d'exiger un service pareil, un service régulier pendant le jour, nous a suffi pour satisfaire le public ; donner dans le courant d'un mois d'août douze mille bains, et porter pendant les quatre dernières saisons le nombre des bains donnés, payés ou non payés, à trente-deux ou trente-trois mille. Je ne crois pas donc exagérer en portant à quarante mille le nombre de bains qu'on peut donner à Ussat, pendant une saison régulière, sans parler des ressources particulières des douches ascendantes et descendantes. Le volume d'Eau, par conséquent, est assez suffisant pour alimenter les douches et les baignoires, et pour établir des piscines d'une utilité incontestable et, je dis plus, indispensables à Ussat.

Aménagement des Eaux, température dans la Source, température dans les Bains.

Je crois que l'hydrologie d'Ussat, dans sa manière d'être dans les sources, n'a rien de pareil aux autres Etablissements. Je ne connais pas beaucoup d'Etablissements thermaux, mais M. François, juge compétent, à qui j'ai bien souvent demandé s'il connaissait d'autres Eaux qui se comportassent comme celles d'Ussat, m'a toujours répondu négativement. Je vais donc tâcher, non par un plan complet, mais par un

simple plan linéaire, d'expliquer au public ce que dix-
huit ans d'observations m'ont appris sur leur manière
de se comporter.

Après avoir observé que la loi du niveau joue un
rôle pincipal dans les Eaux d'Ussat, je dirai que tout
l'espace compris entre les lignes de ce plan est rempli
de naissants chauds, tempérés ou froids, les Eaux
les plus chaudes sont en amont de l'Etablissement, à la
rigole n° 1 ; plus on descend plus les Eaux sont tempérées, enfin à la quatrième et à la cinquième galerie
elles n'ont pas assez de calorique pour être utilisées
naturellement. Le terrain où surgissent toutes les Eaux
est très perméable, il est composé de détritus calcaire,
d'alluvions et de sables, ce qui leur permet de se porter,
plus ou moins rapidement, vers le point où un niveau
inférieur les appelle.

On se baigne à Ussat au moyen de la retenue des
Eaux qu'on force ainsi à passer par les baignoires,
qui ont été placées toutes à un même niveau ; de cette
retenue résulte une masse d'Eau chaude ou tempérée
qui occupe les vides du terrain à l'arrière de l'Etablissement thermal. Elles sont séparées à la quatrième
galerie, par un mur qui va jusqu'à la roche en place,
qui divise ces Eaux en deux parties ou deux bassins.
Les naissants froids forment un troisième bassin, qui
occupe tout le bas fond compris entre les bains et
l'allée ; un seul petit espace, au milieu de toutes ces
Eaux se trouve vide, c'est le canal de vidange, canal
hermétique qui retient également toutes les Eaux.

Ces préliminaires m'ont paru indispensables pour
expliquer l'aménagement des Eaux d'Ussat. Tout le
monde paraît croire que les sources et les bains doi-

vent avoir des températures déterminées , ou se
trompe ; car ces températures peuvent varier par un
défaut de niveau , par une distribution inégale des
sources dans les bassins , par un dérangement dans
les rigoles ; c'est dire assez qu'on peut les faire varier
à volonté. Le meilleur aménagement , selon moi ,
sera celui qui permettra à l'Inspecteur de remplir
toutes les indications diverses que peuvent exiger les
malades ; c'est celui aussi qui secondera le mieux les
intérêts du propriétaire , le guide le plus certain pour
reconnaître si les bains fonctionnent bien , et si les
températures sont en rapport avec les besoins des malades , c'est de voir toutes les baignoires également
fréquentées.

Que l'on ne pense pas que la faculté de régler à
volonté la température propre à chaque bain , par la
régularité de l'écoulement des eaux , devienne une
cause de variation ; je tiens à détruire cette opinion
et à prouver que les Eaux ont bien plus varié avant
nos travaux. Si vous jetez les yeux sur le tableau des
températures prises par MM. Figuier , Magnes et
Fontan , contenues dans ma première notice , vous
serez convaincus , qu'avant les travaux , les bains
avaient non seulement varié , mais qu'ils avaient
beaucoup perdu de leur thermalité première. Ces
observateurs avaient agi cependant à des époques
favorables , je veux dire en dehors de l'influence de
l'Ariége et des Eaux tempérées qui rendaient la plus
grande partie de nos bains impraticable au printemps.
Pendant la saison , les mesures de propreté ou le
renouvellement de l'eau dans les baignoires utilisées
devenaient une cause de variation très préjudiciable

aux baigneurs. Les bains étant sans soupape ou sans moyen de retenue , du côté de la montagne , il s'établissait , lorsqu'on ouvrait la soupape d'évacuation , des courants vers lesquels se portaient également les Eaux chaudes et les Eaux froides ; plus la vidange était complète, plus le niveau baissait dans les bassins et dans les baignoires non utilisées et dans la buvette même , qui cessait de couler , plus aussi les températures baissaient, et les bains ne revenaient à leur état normal de thermalité que lorsque les Eaux avaient repris leur niveau. Devant ces faits , qui rendaient la position de l'Etablissement thermal si précaire , qui ne croira que le caprice ou une ignorance complète des choses , n'aient été les seuls mobiles de nos opposants.

La régénération de l'Etablissement d'Ussat , sous le rapport des Eaux , est due entièrement à l'art des mines , c'est à lui que nous devons d'avoir retrouvé les premières températures ; sans la facilité qu'il nous a donné de pénétrer dans la source , il eût été impossible de connaître leur régime souterrain , c'est encore lui qui nous permet d'aménager les Eaux pour remplir les indications diverses que peuvent exiger les malades. Pour initier le public dans l'hydrologie des Eaux d'Ussat, je crois devoir signaler très succinctement , les faits qui m'ont permis de m'en rendre compte ; quatre galeries de recherches furent pratiquées derrière l'Etablissement thermal , dans la direction de la roche en place , après avoir mis des naissants d'eau thermale à découvert , elles servirent de rigoles pour amener ces Eaux dans les baignoires. La première, dont l'eau était très peu abondante, amena dans sept baignoires qu'elle alimentait difficilement ,

de l'eau à la température de 37-50 , les bains de la
seconde ne marquaient que 33-50 ou 33--75 , ceux
de la troisième 31-25. Au fait, les premiers bains
étaient trop chauds , ou du moins en trop grand nombre , pour être utilisés naturellement , tandis que
ceux de la troisième manquaient de thermalité.

L'application de ce genre de travaux à l'amélioration et à la conservation des sources , ne pouvait
aboutir à des résultats avantageux, certains, qu'après
des observations régulières , des soins difficultueux
et soutenus. Ceux qui n'ont pas connu le vieil Ussat,
ne pourront jamais se faire une idée des difficultés
que nous avons eu à surmonter ; il m'a fallu , par
exemple , traverser toute une saison avec douze baignoires , et forcer les personnes qui voulaient prendre
deux bains , de se baigner la nuit. Un mécanisme
nouveau fut aussi essayé pour procurer plus de propreté , mais les indiscrets usant de la facilité que
nous leur avions donnée de se procurer de l'eau nouvelle , en abusèrent tellement , que nous fumes
obligés de revenir au premier système de renouvellement de deux fois par jour. Il me fut bien facile
de juger que les avantages procurés par les travaux
ne pouvaient être réellement utilisés , avec l'état
défectueux et irrégulier de l'établissement existant.
J'attendis avec impatience la construction nouvelle ;
cinq années s'écoulèrent dans cette attente , pendant
lesquelles l'établissement a plutôt perdu que gagné
en réputation ; aussi vis–je arriver avec plaisir le
jour qui nous permit l'œuvre de destruction.

L'ancien Etablissement reposait sur un terrain
perméable , qui facilitait l'accès des naissants froids

**

à la moindre crue de l'Ariége, nous avons dû rappro-
cher les nouveaux bains des sources, et leur base étant
assise sur un terrain incrusté par des sels calcaires,
qui ne permet plus un accès pareil. Pour arriver à ce
but, il a fallu couper le talus de la montagne per-
pendiculairement ; des déblais considérables ont eu
lieu, qui ont nécessité une dépense de vingt mille
francs, heureusement que le terrain se trouvait
cimenté par des sucs calcaires dus tant aux vapeurs
qui se dégageaient des sources, qu'aux infiltrations
supérieures ; sans cela, nous aurions éprouvé des
éboulements considérables qui eussent augmenté de
beaucoup la dépense et causé de nouvelles difficultés.
Ces travaux ont mis à découvert des naissants d'eau
thermale que nous avons respectés pendant la construction ; ils se déversent aujourd'hui dans la galerie de
distribution. Les galeries mises à découvert furent
dégorgées des cailloutis et de la terre que nous avions
cru nécessaire à la conservation de la thermalité et qui
n'était, en réalité, qu'un obstacle au cours de l'eau,
une cause d'engouement et de dérangement.

Nous profitâmes de l'occasion qui nous était offerte
par ces travaux de déblais, pour nous livrer à des
essais qui pussent nous expliquer la manière d'être des
eaux dans les sources, et arriver à connaître la difficulté sans cesse renaissante qu'offrait notre établissement et que nous n'avions fait que soupçonner. Ces
essais nous ont convaincu qu'elles tiennent toutes à la
perméabilité du terrain et à la différence de niveau dans
les galeries ou rigoles ; ainsi on peut, au moyen de la
retenue des eaux dans la première galerie, et en donnant un niveau inférieur aux eaux tempérées, les

faire transporter toutes vers cette partie ; on peut de même, opérer la retenue vers le bas et faire remonter les eaux tempérées vers les sources chaudes, qui perdent d'autant plus de leur température, que cette retenue vers le bas est plus considérable. L'expérience qui nous a le plus servi pour fixer notre jugement est celle-ci : nous fîmes défoncer et baisser le niveau de la galerie n° 1, dans l'espoir d'augmenter le volume de l'eau chaude ; ce travail nous procura, il est vrai, une quantité d'eau considérable, mais la température qui était dans les bains alimentés par elle à 37-50, descendit à 32 ou 33 ; ayant de nouveau relevé le niveau, j'ai pu gagner, dans une seule nuit, une chaleur de 35 avec laquelle les premiers numéros des bains ont fonctionné depuis la reconstruction. Ce n'est pas que je n'eusse désiré une ou deux baignoires plus chaudes, mais j'ai cru, dans l'intérêt de l'établissement, que cette situation naturelle valait mieux que de recourir à des systèmes de réfrigération pour tempérer les bains de cette première source.

Je crois qu'il est temps de parler de la pression hydrostatique, pratiquée par la retenue des naissants froids, et par une dérivation des eaux de l'Ariége, dont les effets, dans le principe, étaient si contestés par nos contradicteurs. Quelques lecteurs croiront difficilement que nous puissions donner plus de chaleur, je ne dirai pas à nos sources, mais à nos bains, avec les moyens que nous fournissent les eaux froides; c'est encore par la perméabilité du terrain qui sépare les bains de la rivière et par le niveau que ce fait s'explique ; plus l'Ariége est élevée, plus les eaux des sources gagnent en niveau et en volume. L'effet contraire se produit par les basses eaux de la rivière, preuve incontestable que les sources trouvent sous terre des fuyants qui leur permettent de gagner un niveau inférieur; il arrive alors que la quantité d'eau nécessaire à l'entretien de la thermalité des bains, n'est pas suffisante et qu'elle a pour conséquence le refroidissement pendant la durée des bains. Il fallait donc trouver un système de retenue et de pression sur les eaux chaudes, pour que l'écoulement par le trop plein des baignoires eut lieu ; ce moyen est la submersion du terrain qui sépare les bains de l'allée, dont on maintient le niveau égal à celui des eaux thermales. Cette submersion n'a lieu que pendant les basses eaux, et non quand la rivière produit elle-même cet effet ; alors, tout au contraire, nous laissons le niveau de ce bassin très bas pour recevoir les naissants froids, qui, trouvant une moindre résistance, s'y portent de préférence au lieu d'envahir les sources chaudes, comme cela avait lieu autrefois.

Loin de moi la prétention d'avoir dit le dernier mot sur les Eaux d'Ussat et surtout sur leur aménagement. je crois cependant avoir établi des bases certaines de conduite qui règlent la mienne, et qui pourront être utiles plus tard à mes successeurs et au propriétaire. Pour terminer cet article, qu'on me permette de citer un nouvel exemple à l'appui : depuis la confection des douches, il a été établi une cinquième galerie qui correspond au n° 3 de la série des bains. Cette galerie a eu pour but de diminuer la quantité d'eau que nous avions appelée à la première en la défonçant, et d'augmenter ainsi la thermalité de la première. Malgré cette diversion, la première galerie a donné cours encore à une trop grande quantité d'eau, comparée au volume qu'elle donnait la première fois, aussi avons-nous pu constater à peine un demi degré de plus de température. Le seul avantage bien marqué qu'elle a produit, et auquel surtout nous nous attendions, a été de faire disparaître la différence de chaleur trop tranchée qui existait dans les bains, différence qui était dans les bains alimentés par la première, avec ceux qu'alimentait la seconde de 37-50 à 33-50 ou 33-75.

Analyse chimique des Eaux.

Jamais des circonstances en aussi grand nombre n'avaient exigé aussi impérieusement, dans aucun établissement thermal, une analyse des eaux que celles réunies à Ussat. Il est un des premiers à avoir reçu l'application de l'art du mineur à la recherche des eaux ; sans la facilité qu'il nous a donnée de pénétrer dans les sources, aurions-nous jamais pu débrouiller ce véritable cahos de thermalité qui, dans une étendue de cent mètres, varie de 22-50 à 38-75 ? Aurait-on jamais pu aménager les eaux convenablement, l'expérience du passé n'avait-elle pas prouvé le contraire ? Comment se guider dans la construction nouvelle, sans connaître le régime intérieur des sources ? N'avions-nous pas aussi à détruire les fausses allégations de ces travaux ? Après un bouleversement pareil, nous sentions le besoin de prouver que les Eaux d'Ussat n'avaient rien perdu de leurs principes constituans. L'épreuve vient d'en être faite, il me suffira de nommer son auteur, M. Filhol, pour estimer la valeur de l'analyse qui a été le résultat des travaux de ce chimiste.

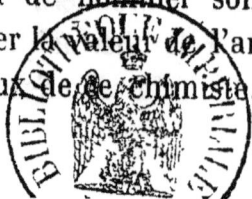

Je ne crois pas devoir rapporter ici tous les détails des opérations scientifiques et minutieuses dans lesquels est entré ce professeur dans son compte-rendu ; ce travail est trop sérieux pour qu'il ne soit pas imprimé en particulier , et l'administration est trop jalouse des intérêts qu'elle régit , pour manquer à ce devoir. Après avoir signalé les Eaux thermales d'Ussat , comme tenant un rang distingué parmi les eaux salines , qui sont disséminées sur divers points de la chaîne des Pyrénées , il se pose plusieurs questions , que je crois pouvoir résumer ainsi: les travaux qu'a fait exécuter l'administration ont-ils été favorables ou nuisibles ? Les Eaux ont-elles gagné ou perdu de leur thermalité , de leur action thérapeutique , de leurs principes minéralisateurs? Dans le cours de cette notice , je crois avoir signalé , avec toute la bonne foi que peuvent donner de bonnes intentions , les résultats favorables que l'on a obtenus par les travaux , sans laisser ignorer les inconvénients inhérents à la position de l'Etablissement. Aujourd'hui seulement , après de longues années d'observations , je crois connaître l'hydrologie des sources , sans avoir la prétention de les aménager toujours dans l'intérêt bien entendu des malades et du propriétaire ; cet aménagement , je crois l'avoir fait comprendre , variant selon la hauteur des eaux de l'Ariége et le volume ou la quantité des eaux tempérées. Je le dis sans orgueil , les travaux d'Ussat ont offert des difficultés qui ne pouvaient être connues que par la pratique. Que penser alors de ces amateurs qui ont cru les juger par une promenade dans les allées , ou en plongeant un thermomètre dans un bain ?

Pour corroborer lés résultats de son travail , M. Filhol a cru nécessaire de signaler comme point de camparaison l'analyse faite par M. Figuier en 1808 ; je crois devoir suivre son exemple en la rapportant ici telle qu'il la donne.

Eau un litre.

Chlorure de magnesium.	0 g 034
Sulfate de magnésie....	0 276
Carbonate de magnésie..	0 010
Carbonate de chaux....	0 268
Sulfate de chaux......	0 306
Perte................	0 005
Total..........	0 899

Analyse de l'eau de la fontaine.

Chlorure de magnesium....	0 g 034
Sulfate de magnésie.......	0 278
Carbonate de chaux.......	0 262
Carbonate de magnésie.....	0 004
Sulfate de chaux.........	0 279
Perte	0 005
Total	0 862

Les chiffres suivants résument le produit du travail analytique auquel s'est livré M. Filhol.

Un litre d'Eau d'Ussat renferme :

Chlore............	0 g. 0310
Acide sulfurique....	0 2790
Acide carbonique...	0 3546
Potasse	0 0090
Soude	0 0477
Chaux..........	0 4708
Magnésie........ ..	0 0740
Oxide de fer , traces.	
Total......	1, 2361

Après avoir donné ce résultat de son travail, ce chimiste entre dans d'autres explications qui le portent à considérer les Eaux d'Ussat comme légèrement alkalines, et se résume en disant : quoiqu'il en soit, les résultats de l'analyse qui précède prouvent jusqu'à l'évidence, que les travaux exécutés pour le captage et l'aménagement des sources dans le nouvel Etablissement, bien loin de nuire à la qualité de l'Eau minérale, l'ont améliorée en éloignant les Eaux superficielles qui se mêlaient autrefois avec l'eau des bains. Il est incontestable que l'Eau des sources d'Ussat est aujourd'hui plus chaude, plus riche en acide carbonique et en matières salines, et par conséquent plus pure qu'à l'époque ou Figuier en fit l'analyse.

Modes d'administration des Eaux.

Les Eaux d'Ussat s'administrent généralement en bains. Certaines maladies réclament quelque fois l'usage des douches, que la diversité des appareils permet de varier à volonté. Deux buvettes sont établies sous le péristyle ; quoique d'une température différente, elles jouissent de propriétés identiques : je me plais à en conseiller l'usage, en boisson, dans le but de seconder l'effet des bains, mais c'est surtout contre la maladie des voies digestives, et dans le cas de paresse des fonctions de ces organes qu'elles produisent souvent de bons effets ; mais quelques fois l'usage intérieur des Eaux peut devenir nuisible, si son administration, loin d'être réglée avec discernement, est abandonnée au caprice et à l'abus qu'en font certains malades. Je commence toujours à conseiller des doses légères, surtout chez les personnes qui

ont l'estomac délicat, ou qui ont de la répugnance
pour la boisson. Plus tard , on trouvera encore une
ressource thérapeutique précieuse dans la vapeur qui
se dégage dans la galerie n° 1 , cette vapeur peut trouver son emploi dans quelques espèces de dermatose et
dans certaines formes de rhumatisme.

Quelle différence pour l'administration des Eaux de
l'Etablissement ancien avec le nouveau ! On ne venait
à Ussat , dit M. Patissier , que pour se baigner , on
aurait pu ajouter , pour se baigner avec dégoût. Des
baignoires en ardoises sans fond , n'offrant qu'une
eau sans écoulement, chargée de tous les détritus organiques des personnes qui s'y étaient baignées , qui
trop souvent, affectaient péniblement les sens des
personnes et n'inspirant que du dégoût , sont rempla-
cées , aujourd'hui , par des baignoires en marbre
blanc et par un véritable courant d'Eau claire et lim-
pide ; à la limpidité de l'Eau ajoutons les températures qui varient de 31-25 à 37 centigrades. Ce qui
permet de les approprier à la nature des maladies ,
sans employer des moyens artificiels de refroidissement ; peu d'Etablissements thermaux offrent aux
malades de pareilles ressources.

Action thérapeutique des Eaux.

Battus sur les avantages matériels obtenus par la
captation et l'aménagement des sources , nos détracteurs se sont plus à signaler nos Eaux comme ayant
perdu de leur action thérapeutique ; à qui donc fera-
t-on croire, que des bains variant en toute saison , en
toute température, soit par l'effet des eaux de l'Ariége
ou par le mélange des eaux tempérées , aient eu plus

d'action que des Bains qu'on maintient à une thermalité parfaite ? Vous ne pensez pas, sans doute, qu'elles contiennent aujourd'hui moins de principes minéralisateurs ; pour avoir une pareille conviction, avez-vous pris la peine de vous livrer à des analyses sérieuses et comparatives? En rapprochant celle faite par M. Figuier, des Eaux de la fontaine avec celles des bains qui avaient plus de thermalité, on y voit la minéralisation de celles-ci prédominer sur celle de la fontaine; qu'il me soit donc permis de penser, jusqu'à preuve du contraire, qu'en procurant plus de thermalité à l'Eau, nous n'avons pas diminué ses principes minéraux et que plutôt nous les aurions augmentés. Cette conséquence est confirmée par l'analyse nouvelle faite par M. Filhol en 1855.

M. Dieulafoi, dans son rapport à la Société de Médecine de Toulouse, et dans lequel il refute si victorieusement les ennemis d'Ussat, dit que ces bruits sont :

« 1° Que l'accroissement du volume des Eaux n'a été obtenu que par addition des eaux de l'Ariége ; 2° qu'on ne trouve plus dans les Eaux d'Ussat la qualité onctueuse des anciens bains, ni le dépôt noir, onctueux au toucher, qui séjournait dans le fond des baignoires. »

Pour la première accusation, je vous rapporterai les paroles de cet honorable médecin. « L'élévation des températures par les travaux, la thermalité constante pendant toute l'année, répond victorieusement à cette objection; » j'ajouterai; s'il vous reste le moindre doute, venez à Ussat, nos sources vous seront ouvertes, vous les visiterez aussi minutieusement que vous voudrez, et si vous trouvez le moindre conduit qui soit dirigé du dehors au dedans, nous consentons à passer condamnation, non seulement sur le fait, mais encore sur tous ceux que vous avez bien voulu nous imputer.

M. Dieulafoi daigne vous expliquer encore que « l'action onctueuse des Eaux d'Ussat, comme celle de toutes les Eaux, renfermant des carbonates et des silicates alcalins, n'est pas le fait de la matière organique en dissolution, qu'elle est produite par une véritable saponification de la matière sébacée du corps avec les sels et qu'elle n'a lieu qu'à une température donnée. »

Quant aux dépôts salins et terreux, si vous êtes toujours incrédules, venez encore à Ussat dans le mois de mars ou d'avril, vous y verrez l'eau des baignoires recouverte d'une pellicule saline et leur fond contenant un dépôt salin, que vous pourriez ramasser, je puis dire, à pleine main. Certaines conditions, comme pour la saponification, sont nécessaires pour leur formation, il faut du temps et un écoulement ou suintement insensible de l'eau. Avez-vous jamais vu des stalactites ou des stalacmites se former à l'eau courante? Pénétrez dans la galerie de distribution seulement, vous y trouverez vos dépôts terreux, votre vase, que je fais enlever chaque année, qui bientôt, par leur quantité, rendraient nos eaux troubles et boueuses.

Les Eaux d'Ussat n'ayant donc rien perdu de leurs principes constituants, vous me permettrez de croire avec M. Dieulafoi et bien d'autres collègues des plus honorables, qui leur continuent leur confiance,

qu'elles n'ont rien perdu aussi de leur action thérapeutique.

Malgré que toutes les conditions nécessaires, pour
obtenir de bons résultats, se trouvent réunies à Ussat,
qu'on ne pense pas que les eaux soient une panacée
universelle, ou qu'il soit indifférent de placer les malades dans une thermalité de 25, 27 ou 29 réaumur.
C'est dans le choix des températures, dit M. Patissier,
que consiste le secret des guérisons obtenues dans les
Etablissements thermaux, ce n'est pas sans doute que
le calorique doive tout faire, il faut encore que les maladies soient en rapport avec la nature des eaux. La
maladie seule ne suffit pas pour guider dans cette appréciation, il faut encore prendre en considération
l'âge, le tempérament, les habitudes des malades ou
leur manière de vivre, la saison ou l'état de l'atmosphère. Il est des maladies qui exigent par leur essence,
comme le rhumatisme, des bains chauds; le tempérament peut cependant modifier le degré de thermal-
lité : ainsi un sujet lymphathique prononcé, avec cette
maladie, supportera un bain de 30, même prolongé,
tandis que un autre, d'un tempérament nerveux, ne
le supportera pas.

Les personnes qui, par leur état, ont la peau dans
un état presque permanent de sur-excitation ou de
sueur, ont besoin et supportent, n'importe la maladie,
des températures plus élevées, tandis que celles qui
mènent une vie sédentaire, qui se livrent à l'étude, la
supportent plus basse. L'époque de la saison, l'état
de l'atmosphère doivent aussi être pris en considération. Ainsi, au printemps, presque tout le monde
recherche les bains d'une thermalité plus élevée, plus

il fait chaud plus on descend vers les frais , pour remonter encore vers les chauds aux premières pluies
de septembre.

L'assertion de M. Patissier étant confirmée par les
faits , prenant en considération ce que je viens de dire
et convaincu que le degré de chaleur joue un rôle des
plus importants , pour obtenir des résultats favorables ,
je m'applique à donner aux malades qui daignent
m'accorder leur confiance , des bains dont la thermalité leur soit agréable , l'expérience m'ayant prouvé
qu'un simple degré de plus ou de moins suffit pour
en obtenir du bien-être d'abord et avoir pour conséquence la guérison. Je dois l'avouer, malgré l'habitude
que j'ai dû acquérir , par dix-huit ans de séjour à
Ussat, je ne suis pas assez heureux pour réussir toujours , aussi suis-je obligé de changer, quelque fois, le
bain indiqué. Plusieurs de mes collègues fixent à leurs
malades le degré de thermalité dont ils doivent faire
usage à Ussat; malgré que nos eaux soient inoffensives
par leur nature , ils peuvent perdre leur temps dans
une thermalité qui ne leur convient pas. Je respecte ,
malgré le règlement qui ne m'oblige pas à indiquer la
température , les ordres de mes collègues et la confiance que leur portent les malades. Aux faits que j'ai
signalés dans ma première notice, pour prouver l'im-
portance du degré de thermalité dont les malades doivent faire usage , je me permettrai d'en ajouter un
nouveau qui me paraît des plus concluants.

Une dame d'un tempérament bilioso-sanguin, forte
d'organisation , venue à Ussat pour une maladie de
matrice, me demanda, d'après l'avis de son médecin,
un bain de 26 degrés réaumur ; pleine de confiance

sur la propriété de nos Eaux pour sa maladie , elle
revint après quelques jours me faire part du peu de
succès qu'elle obtenait et surtout du malaise qu'elle
éprouvait dans le bain. Elle se trouva agréablement
dans une température de 27 , qui lui procura le bien-
être qu'elle attendait. Malgré la première épreuve ,
confiante et désireuse de faire la volonté de son médecin, elle revint au bain de 26, nouveau malaise dans
le bain , nouvelle inquiétude sur sa santé, qui dispa-
rurent par l'usage nouveau d'un bain à 27 qu'elle ne
quitta plus.

Il en est de la durée du bain comme de la thermalité ; certains malades prolongent avec peine leur
bain pendant une heure , le plus grand nombre trouvent ce temps trop court , il en est qui le prolonge-
raient indéfiniment , par le désir qu'ils ont de guérir
ou d'abréger leur séjour aux eaux. J'ai encore l'habitude, dans cette occasion, de m'en rapporter aux sen-
sations de malaise ou de bien-être qu'on éprouve ; dans
les maladies nerveuses et dans les maladies de l'utérus surtout, je crois la durée du bain utile, aussi je
me plais à donner cette facilité, pourvu que les néces-
sités du service le permettent. Le nombre des bains
ne doit pas être exagéré ; s'il est permis d'espérer de
bons résultats avec peu de bains dans les maladies ré-
centes ou de peu d'intensité , il est à craindre aussi
qu'une trop forte saturation ne soit nuisible. J'ai vu ,
à Ussat, deux dames qui étaient venues pour deux cas
de dysmenorrhée, accompagnés de souffrances cruel-
les ; toutes deux prirent des bains avant leur époque,
l'une d'elles éprouva du soulagement à la première
apparition , à la seconde, le soulagement fut complet ;

sur l'avis de son médecin, s'étant baignée jusqu'à la troisième j'eus la douleur de voir reparaitre toutes les premières souffrances. Chez la seconde dame, sur qui on avait épuisé toutes les ressources de l'art, les bains ne produisirent pas d'effet, la dysmenorrhée apparut avec tous le cortége des souffrances ordinaires; plongée dans un bain pendant ses douleurs, elle y éprouva bientôt après une détente favorable qui fut suivie de la cessation de toute douleur. Moins heureuse que la première, elle vit la seconde apparition se présenter avec toute la gravité de la première fois; remise de nouveau dans le bain, elle éprouva encore du soulagement, mais bien moindre que la première fois.

Malgré que les Eaux d'Ussat soient sans odeur, limpides, douces au toucher, et qu'on s'y baigne généralement avec plaisir, elles se comportent dans leur action comme les autres eaux minérales, je veux dire d'une manière plus ou moins secondaire. S'il est difficile pour le médecin de prévoir cette action, il est des malades aussi qui prennent trop-tôt confiance, ou qui se laissent gagner par le découragement. Généralement pour les névralgies, pour les attaques nerveuses, d'après l'expérience acquise, les malades doivent s'attendre à de nouvelles crises pendant l'usage des eaux. J'ai vu une jeune dame forte d'organisation, qui, atteinte du choléra, fut prise d'attaques nerveuses convulsives après l'administration d'un remède violent, se croire guérie après le premier ou second bain, parce qu'elle avait senti se dégager de son estomac une gêne ou embarras, qu'elle y ressentait depuis la prise de ce remède; dans l'intention de prévenir son découragement, ce fut envain que je préparais son

moral à la reprise de nouvelles crises; la réalité seule
put changer son idée fixe, ce qui ne l'empêcha pas
d'obtenir plus tard les effets avantageux qu'elle attendait de nos Eaux.

On a vu à Ussat Mme D...., logée au grand Etablissement, atteinte aussi de crises nerveuses accom-
pagnées de cris déchirants, qui faillirent faire déser-
ter l'hôtel à tout le monde; cette dame qui exigea de
moi une surveillance particulière pendant le bain,
pour prévenir des accidents, se baigna, à cause de ses
crises multipliées, fort irrégulièrement et quitta Ussat
assez découragée ; cependant M. Lasserre, de Montau-
ban, son médecin, a bien voulu me faire savoir que,
rentrée chez elle, les crises ont diminué et puis cessé.
Il serait utile que les malades fussent prévenus de cette
action secondaire des Eaux thermales, par leur médecin ordinaire, chez qui ils ne pourraient soupçonner
aucun motif d'intérêt particulier, comme ils se plai-
sent, quelque fois, d'en attribuer aux médecins ins-
pecteurs. Je fus appelé dans le mois de février 1855,
en consultation auprès d'un malade qui était dans un
état complet de marasme extrême, qui me fit craindre, à la première vue, d'avoir fait un voyage inutile,
son découragement était tel qu'il croyait n'avoir que
quelques jours à vivre. Après un examen attentif, je
reconnus qu'il était sans fièvre, sans lésion locales
et crus n'avoir à faire qu'à une névrose des centres
nerveux épigastriques, pour laquelle je lui conseillai
un simple régime et l'usage des Eaux d'Ussat pendant
la belle saison. Par deux fois, aux mois de juin et
de septembre, cet homme a pris des bains pendant la
saison dernière. Il y arriva dans le même état phy-

sique et moral dans lesquels je l'avais trouvé au mois
de février, sans pouvoir, pendant son séjour, constater le moindre changement. Au mois de septembre,
même disposition chez le malade, sa femme seule
m'avoua une légère amélioration ; enfin, au mois de
février dernier, je l'ai revu frais de figure et ayant repris son embonpoint, mais conservant toujours des
craintes sur sa santé.

Le nombre considérable de femmes qui viennent
à Ussat pour des maladies de l'utérus et de ses annexes,
prouvent suffisamment que l'action de nos Eaux est justement appréciée par les médecins. Je me dispenserai
de donner des observations qui grossiraient inutile-
ment ce petit travail ; je les avertirai seulement que
les douches ascendantes, établies depuis peu d'années,
ne me paraissent pas produire toujours de bons résultats et surexcitent souvent l'organe malade ; un
pareil résultat ne surprendra pas, quand j'ai vu de
simples injections trop souvent répétées produire des
effets pareils et cesser, lorsque les malades se rédui-
saient à deux ou trois. Si nos Eaux ont une action non
contestée sur l'organe utérin, on sera facilement per-
suadé qu'elles doivent produire aussi des résultats
favorables dans les maladies qui sont sous l'influence
de cet organe, ou qui sont survenues par un dérangement dans ses fonctions. Je crois devoir relater ici
deux observations qui m'ont paru dignes d'être citées,
qui sont identiques dans leur cause et presque dans
les effets qui ont suivi : ce sont deux cas de paraplégie
par myélite et par suppression de lochies.

La femme D....., épouse d'un cultivateur, d'une
organisation robuste, s'accouche de son troisième

enfant fort heureusement. Ayant encore ses lochies, elle fut au champ sans chaussure par un temps assez froid et humide : elle éprouva une suppression qui fut suivie de malaise et de douleurs aux lombes ; quelques jours plus tard, il survint de la difficulté pour la marche qui se changea bientôt en paralysie. Par les conseils de son médecin, on appliqua des sangsues, des cataplasmes, on fit aussi des frictions sur les lombes avec l'huile camphrée et autres remèdes qui ne procurèrent aucun soulagement. L'usage des Eaux d'Ussat lui ayant été conseillé, elle y est venue pendant deux saisons. La première fois elle n'éprouva pas pendant son séjour d'amélioration bien sensible, mais rentrée chez elle, un mieux se fit remarquer qui lui permit de vaquer aux soins intérieurs de son ménage ; cette amélioration devenait plus sensible après chaque époque menstruelle, qui avait reparue ; elle conserva cependant d'une saison à l'autre de la fatigue aux extrémités inférieures, sur tout à la suite du travail. La seconde saison accéléra ce bien-être, malgré qu'elle ne pût prendre un grand nombre de bains. Il y a peu de temps, je l'ai trouvée sur la route, elle jouissait d'une bonne santé, marchait facilement, malgré une quatrième couche qu'elle avait eue ; seulement pendant les hivers elle éprouve quelques douleurs légères aux lombes.

Le sujet de la seconde observation était nerveuse et d'une organisation faible ; elle descendit, ayant aussi ses lochies, dans un lieu humide et froid, pour choisir des pommes de terre. Pendant cette occupation et sur le lieu même, elle fut prise de convulsions ; ayant repris ses sens après cette crise nerveuse, elle ressen-

tit des douleurs violentes dans les lombes et se trouva
dans l'impossibilité de se servir de ses membres infé-
rieurs ; pour remplir la moindre de ses fonctions elle
avait besoin de l'aide de son mari qui, en me la pré-
sentant, la portait sur une de ses épaules en forme de
besace, la moitié de son corps pendant en avant,
l'autre moitié en arrière. Eh bien, cette femme, qui
paraissait être dans des conditions moins favorables
que la première, a obtenu, par une seule saison, des
résultats beaucoup plus prompts, car bientôt elle put
satisfaire à ses besoins sans secours, plus tard elle
allait au bain appuyée sur un bras ; enfin, avant son
départ, elle a pu y aller seule et venir dans mon
cabinet me remercier des soins que je lui avais donnés.

Je crois devoir rapporter ici un fait particulier, non
de maladie, car la personne qui en fait le sujet jouissait d'une bonne santé, mais bien d'anomalie des fonctions de la matrice. Je fus appelé chez deux dames qui
étaient à Ussat depuis quelques jours, qui m'apprirent
que leur bonne éprouvait une hémorrhagie par le sein
droit. Peu de renseignements me suffirent pour ne
voir dans cette perte qu'une déviation du flux mens-
truel. Je me comportai dans cette indisposition comme
j'aurais fait avant et comme je fais généralement dans
les cas d'amenorrhée ; elle fut mise à l'usage de demi-
bains chauds, qui suffirent, au nombre de deux, pour
faire cesser l'hémorrhagie du sein et la faire reparaître
dans son lieu naturel. Malgré la promesse que m'en
fit cette personne, je n'ai pu savoir si le cours naturel a continué aux époques suivantes.

Les Eaux d'Ussat prises en bain, à une thermalité
qui soit en rapport avec la maladie, et surtout les

tempéramments ou les idiosyncrasies des malades, ne causent jamais de grandes perturbations. Leur effet ordinaire est de porter sur les urines, de procurer quelquefois des diarrhées, ou du moins de régularises les fonctions du bas-ventre, de causer des démangeaisons et quelquefois des éruptions sur les extrémités inférieures, d'avancer par fois l'époque menstruelle. Je crois avoir commis une erreur en attribuant, dans ma première notice, les sueurs qu'éprouvaient certains malades à l'effet de nos Eaux; ces sueurs sont aujourd'hui fort rares, ce qui me porte à croire qu'elles étaient dues aux variations qu'éprouvaient les anciens bains et étaient la conséquence de refroidissements ou courbatures, dont les sueurs étaient la crise.

Je l'ai déjà dit, les Eaux d'Ussat ne sont pas une panacée universelle, mais elles sont, comme dit M. Dieulafoi, d'une nature privilégiée. Leur réputation n'est due qu'aux cures opérées chez des malades qui se sont plus à propager leur bonne action; certes, ce n'est pas le confortable qu'on y a trouvé, ni en propreté, en amusement, en distraction qui leur ont valu l'affluence qui va croissant d'année en année et qui serait bien plus considérable, si, en dehors de l'établissement thermal, qui offre aujourd'hui presque toutes les garanties d'une bonne administration des Eaux, on trouvait les accessoires indispensables aux stations thermales.

Je ne puis terminer cet article sur l'action thérapeutique des Eaux, sans citer deux faits qui me paraissent prouver combien il est difficile de limiter leur action à certaines maladies et de prévoir leurs effets, dans les cas nouveaux qui peuvent se présenter.

Mlle A...., d'un tempérament nerveux, fit une chute sur le sacrum, dans le mois de janvier 1854, une paralysie survint qui l'obligea de se faire sonder ou de se sonder de quatre à six fois par jour. Dans le courant de juillet de la même année, elle se rendit à Ussat, où elle fut soumise, par mon avis, à l'usage des bains et des douches descendantes sur les lombes ; pendant l'emploi de ce double moyen, la paralysie, non-seulement se dissipa, mais elle fit place à une surexcitation de l'organe, qui forçait la malade à uriner très souvent. Les douches furent suspendues et les bains continués, qui calmèrent quelque peu cette irritation. Revenue pendant la saison de 1855, elle m'a dit, à son départ, qu'elle se trouvait entièrement guérie.

La seconde observation concerne l'épouse d'un de nos collègues qui, venue à Ussat avec des béquilles, a retrouvé la liberté entière de ses mouvements, par l'usage de nos bains pendant une seule saison. Je me plais à consigner ici une partie de la lettre de remercîments qu'a bien voulu m'adresser mon collègue.

Cox, le 5 juin 1852.

Monsieur et Collègue,

Je n'eusse pas tardé si longtemps à m'acquitter envers vous de tout ce que je vous dois de reconnaissance affectueuse, pour les soins que vous avez donnés, avec tant de déférence et d'intérêt, à ma chère épouse ; si mon intention n'eut été de la faire revenir à votre établissement, pour y parachever une cure si miraculeuse, qu'elle suffirait à elle seule, pour justifier

l'efficace spécialité de vos thermes , dans le cas de ri-
gidité et d'atrophie musculaire.

> *Agréez , je vous prie, cher confrère , l'hom-*
> *mage de ma reconnaissance et de mon affec-*
> *tueuse estime,*

CAMON, docteur médecin.

Pour terminer cet article , je dirai que les Eaux
d'Ussat fortifient sans irriter , que la chaleur en excès
paraît seule surexciter quelques malades. Je crois
pouvoir affirmer , si leur action n'est pas toujours
salutaire , qu'elles ne causent jamais de troubles
sérieux dans l'économie , qu'elles sont éminemment
utiles dans les maladies du système nerveux, dans les
phlegmasies chroniques de nos divers organes , surtout de l'appareil digestif, qu'elles ont une action bien
marquée et régulatrice sur l'utérus et ses annexes et
sur toutes les maladies qui sont sous l'influence directe
ou indirecte de cet organe. Quelques faits isolés encore
me portent à penser qu'elles peuvent avoir d'heureux
résultats dans le rachitisme ; j'ai vu sous leur influence, des enfants du pays atteints de cette maladie,
reprendre des forces et se livrer à la marche qui devenait trop tardive.

En particulier, je dois signaler la monomanie à la
suite des maladies aiguës, les névralgies diverses qui
sont heureusement modifiées , si non guéries, les gas-
tro-entérites , l'angine de poitrine ou sternalgie , les
affections hystériques, les spasmes , le tic facial , la
chorée , les gastro-entéralgies , les douleurs rhuma-
tismales névralgiques, les pertes blanches et les ménor-

rhagics dépendant d'un excès de sensibilité de l'utérus. Toutes les fois qu'il n'y a pas de lésions organiques de l'utérus , on peut espérer d'heureux résultats de nos bains , souvent elle modifient à tel point cet organe, que la stérilité cesse chez quelques-unes ; enfin elles conviennent dans ces maladies, qui ne sont pas bien caractérisées , qui proviennent de chagrins , de veilles et de contentions d'esprit.

Logement, Nourriture, Promenades, Distractions.

Si l'Etablissement thermal actuel rivalise de luxe avec les premiers établissements de ce genre , certaines positions sociales ne trouvent pas encore, à Ussat , le confortable que leur offrent des localités analogues ; il y a bien sans doute des tables d'hôtes variées, d'assez nombreux hôtels , mais non ces commodités et ce luxe , qui sont un besoin réel pour notre époque. La haute société réclame un hôtel ou des petites villa, qui rivalisent par leur élégance et le luxe des appartements, avec le grandiose de l'Etablissement balnéaire. L'administration devrait transformer son hôtel , comme elle a transformé ses thermes , mais elle n'y réussira jamais , si elle ne donne pas à ses baux une plus longue durée , qui permette aux fermiers les améliorations et les réparations qui sont devenues indispensables. Il faut que l'administration prenne largement son essor pour détruire cet isolement , qui tient le public des baigneurs confinés et divisés dans les étroits salons de chaque hôtel, en créant , dans un lieu commode et central , un vauxhall ou casino ; terrain neutre, rendez-vous général de tous les baigneurs.

Il faut que les maîtres d'hôtels, loin de se faire une concurrence désastreuse, secondent de leur côté les efforts de l'administration, en procurant aux étrangers des appartements plus confortables, et surtout, par ces attentions et cette politesse si grandement appréciée. Les garanties que donne l'Etablissement thermal leur assurent aussi, pour l'avenir, de nombreux clients. Au commencement de la saison, les étrangers ou les malades trouvent dans les hôtels beaucoup plus de facilité pour manger, aux heures qui leur conviennent, en service particulier ou en ménage. Pourquoi, lorsque le nombre des baigneurs augmente, ne pas leur donner la même facilité ? Auriez-vous moins de bénéfices en procurant aux malades la faculté de vivre selon leurs habitudes, selon leurs besoins ? Avec vos heures invariables, de dix pour le déjeuner et de cinq pour le dîner, vous assujettissez les malades à des heures fixes pour se baigner, qu'on ne peut pas toujours leur accorder sans les faire attendre; delà, impatience chez eux, difficulté par nous de les satisfaire. Prenez-y garde, Ussat offre aujourd'hui assez de ressources en marchands de comestibles, pour que les étrangers puissent se procurer le nécessaire à leur alimentation ; disposez en partie vos établissements pour des familles qui veulent vivre seules, pour des malades qui exigent de la tranquillité, des soins et une nourriture particulière. Nombre de personnes réclament cette faculté, et vous avez pu observer, comme moi, qu'il existe une tendance bien marquée à la rechercher.

On a fait sur le terrain très-uni, qui sépare les montagnes qui dominent Ussat, des allées et des parcs, qui offrent assez de ressources en promenades aux étrangers , et à l'ombre desquels on se plaît beaucoup à venir prendre le frais, pendant les grandes chaleurs du jour , sur les bords de l'Ariége. Il est fâcheux que l'administration n'ait pas encore rempli l'intention qu'elle avait de les agrandir en amont du Pont , quand elle pouvait le faire sans porter atteinte aux intérêts de l'Hospice. Il est à regretter aussi que le parc et les allées ne présentent pas aux promeneurs et surtout aux malades , des siéges qu'on réclame depuis long-temps. Vers le soir, les étrangers se portent de préférence sur la grande route et sur les chemins vicinaux qui conduisent aux villages d'Ussat et d'Ornolac ; ces chemins , celui d'Ussat surtout , laissent beaucoup à désirer. Je souhaite , dans l'intérêt des habitants , de l'établissement et des promeneurs, que les promesses de M. l'Agent-voyer chef s'accomplissent bientôt.

On trouve , à Ussat , des moyens de transport faciles et variés et dans les environs assez de distractions pour occuper les loisirs du touriste et du savant. A quelques distances d'Ussat se voient les ruines féodales de Lordat , Miglos , Château-Verdu et Bouan , gigantesques débris , témoins séculaires des luttes intestines des générations disparues. A côté des sauvages monuments de la féodalité, on trouve la chapelle votive de Sabar , à laquelle se rattachent des souvenirs historiques exhumés, par M. A Garrigou, des cendres du passé. Pour l'archéologue, de nombreuses ruines ; pour le naturaliste , la faune et la flore de nos Pyrénées ; enfin , des richesses minérales enfouies sous le sol , et des grottes dont les splendides parois scintillent aux flambeaux des curieux étonnés.

Si les rochers de l'Ariége n'offrent pas toute la

magnificence des Pyrénées Luchonnaises, on y trouve cependant des vues assez pittoresques, pour les natures avantureuses et avides d'émotions, mais généralement les baigneurs bornent leurs courses aux localités voisines et évitent les grandes fatigues ; car on veut guérir à Ussat, tandis que dans d'autres Etablissements des Pyrénées, on ne va guère chercher que des distractions, pour rompre l'uniformité et la monotonie de la vie de la cité.

Il faut cependant des distractions aux natures nerveuses qui viennent à nos Eaux, je ne nierai pas leur influence, ni celle de l'air plus pur de nos montagnes, mais on est trop porté, même dans le monde médical, à compter un peu trop sur leur efficacité, et trop peu sur celle des Eaux. Je crois qu'en associant ces divers moyens on retirera beaucoup plus de fruits de nos ressources thermales. Je termine cette petite notice sur les Eaux d'Ussat, en faisant un appel à mes confrères. Nos Eaux peu connues encore dans le Nord, sont justement appréciées par les médecins du Midi, si elles ont pu grandir en réputation, malgré les inconvénients inhérents à l'ancien Etablissement, qu'ils soient convaincus que leurs malades trouveront dans l'Etablissement nouveau des garanties de propreté, une meilleure administration des Eaux, les températures variées que peuvent réclamer, soit les maladies ou idiosyncrasies diverses, une température uniforme pendant la durée du bain, qui sont autant de garanties du bien-être pendant le bain et une certitude pour obtenir de bons résultats.

FIN.

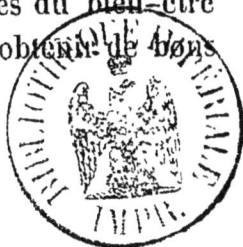

290

Roche en Place

BASSIN DES EAUX MINÉRALES

Eaux

PLAN
des Thermes
D'USSAT

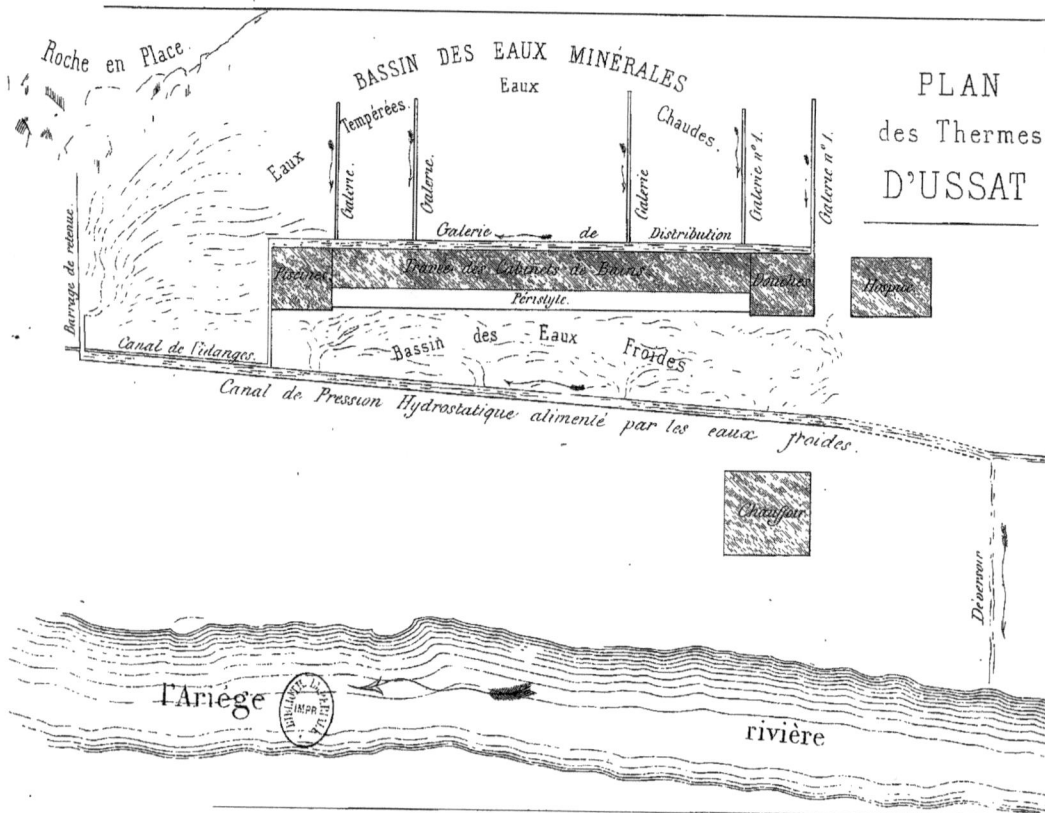

Tempérées.

Chaudes.

Eaux

Galerie.

Galerie.

Galerie.

Galerie n° 1.

Galerie n° 1.

Galerie   de   Distribution

Cabinets de Bains

Galerie des Cabinets de Bains

Douches

Péristyle.

Hospice

Canal de l'Vidanges.

Bassin   des   Eaux   Froides

Canal de Pression Hydrostatique alimenté par les eaux froides.

Chauffoir

Déversoir

l'Ariège   rivière

Lith. Typ. Pomies frères, à Foix

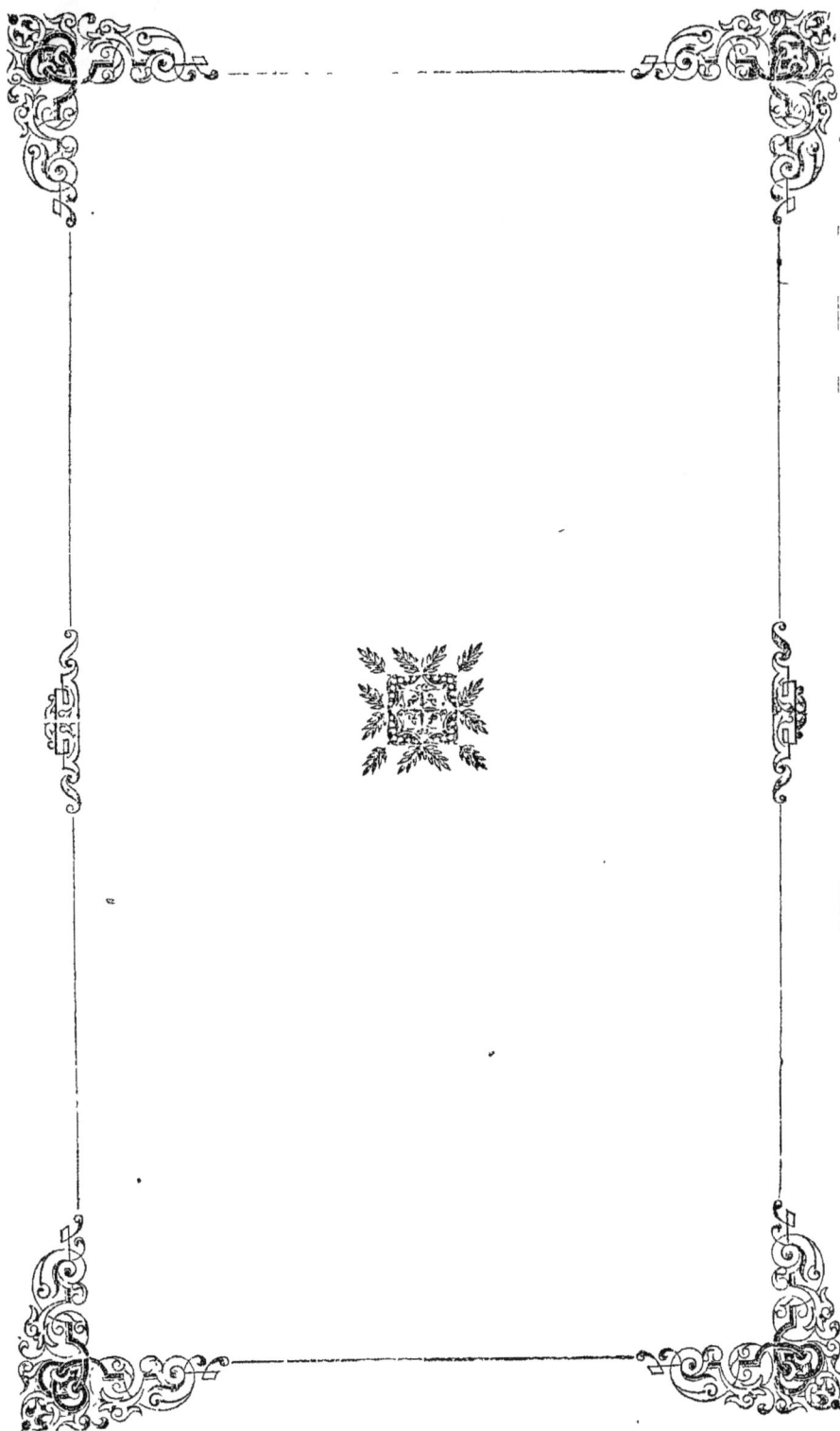